Dreckige Absteige

Tina konnte nichts sehen. Er hatte ihr
einfach mehrfach hässliches braunes
Paketklebeband um den Kopf und über die
Augen gewickelt und dabei überhaupt keine
Rücksicht auf ihr langes mittelblondes Haar
genommen, für dessen Pflege sie sonst oft
mehrere Stunden im Bad opferte.

Sie saß auf einem Fliesenboden, dessen
Kälte sie besonders spürte, da sie
inzwischen weder ihren Rock noch ihren Slip
anhatte. Sie war mit dem Rücken gegen die
Wand gelehnt. Ihre linke Hand war mit dem
verhassten Paketklebeband an ein billiges
Bettgestell gebunden und die rechte Hand
klebte an etwas, was sie dem Gefühl nach
als einen alten Rippenheizkörper
identifizierte.
So saß sie nun schon seit Stunden hier. Sie
war das inzwischen gewohnt aber die
Warterei hasste sie immer noch. Bald würde
sich die Tür des heruntergekommenen

1

Hotelzimmers öffnen und sie würde aus dieser schrecklichen Herumsitzerei erlöst werden.

Nach einer gefühlten Ewigkeit hörte sie endlich das Geräusch einer sich öffnenden Tür. Meistens nahmen die Kerle ihr als erstes die Fesseln ab oder kümmerten sich um ihre zugeklebten Augen, um sich dann zumindest kurz bei ihr vorzustellen. Dieses Mal war es aber anders. Sie hörte Schritte auf sich zukommen und vernahm dann direkt vor sich das ungeduldige Schnaufen eines offenbar stark erregten Mannes. Dann hörte sie, wie er den Reißverschluss seiner Hose öffnete und spürte kurz darauf einen sehr harten Penis, mit dem sie der Mann zunächst im Bereich ihres linken Wangenknochens und danach über die Nase, den Mund und das Kinn streichelte.

„Mach dein Maul auf, kleine Schlampe", hörte sie eine fordernde und etwas heisere Stimme sagen, die offenbar keinen Widerspruch duldete.

Sie hatte aber auch nicht vor, sich gegen diese Anweisung zu wehren. Es gab inzwischen kaum etwas, was ihr mehr Freude machte, als an einem großen harten Glied herumzulutschen und zu saugen, bis das Sperma herausspritzte.

Bereitwillig öffnete sie ihre knallrot geschminkten Lippen und spürte daraufhin sofort, wie sich ein dicker und harter Penis in ihren Mund schob. Er glitt immer tiefer an ihrer Zunge entlang in Richtung Rachen und schien ziemlich lang zu sein.

Sie hatte gleich den Drang, dieses große Glied zu lecken und daran zu saugen, aber in diesem Moment fing der Mann vor ihr schon an, schnell und fest zuzustoßen. Er rammte Tina seinen Penis immer wieder so fest und tief in den Hals, dass sie inzwischen etwas Angst bekam, daran zu ersticken.

Obwohl sie sich in dieser Situation fast übergeben musste, fand sie es doch unheimlich anregend. Sie spürte, wie ihre

Brustwarzen immer härter und ihre Schamlippen immer feuchter wurden. Der Mann, der sie gerade so erregt benutzte, schien eine unheimliche Ausdauer zu haben. Er stieß immer wieder zu und sein Glied machte auf Tina überhaupt nicht den Eindruck, als ob es irgendwie erweichen könnte.

Tina war in ihrer gefesselten Position völlig hilflos, aber genau das war es, was sie besonders genoss. Sie liebte es, wie ein wertloser Gegenstand einfach benutzt zu werden.

In diesem Moment konnte sie nichts anderes tun, als den Mann, der vor ihr stand und rücksichtslos zustieß, einfach gewähren zu lassen. In ihrem Mund sammelte sich immer mehr Flüssigkeit. Er hatte zwar noch nicht gespritzt, aber die Reizung ihres Rachens führte dazu, dass ihr Speichelfluss stark erhöht wurde.

Tina merkte, wie ihr die Spucke aus dem Mund floss und am Kinn herunter lief. Die Stöße des Mannes wurden jetzt immer fester und schneller.

Dann war er endlich soweit. Sein Glied zuckte in ihrem Mund und sie fühlte und schmeckte eine offenbar recht große Menge Sperma, die sich im Mund mit ihrem Speichel zu einer noch größeren Menge schleimiger Flüssigkeit vermischte. Als er endlich sein inzwischen etwas weicheres, aber immer noch großes Glied langsam herauszog, konnte sie endlich einen großen Teil der Soße herunterschlucken. Sie fühlte, dass sich ein Faden aus Sperma zwischen ihren Lippen und dem Penis des Mannes zog. Als der Faden vom Glied abriss, spürte sie, wie er in den Ausschnitt ihrer Bluse fiel und das Sperma von dort aus zwischen ihre Brüste unter den schwarzen BH floss. Sie genoss das Gefühl und schluckte den Rest des Samens herunter, der noch durch ihren Mund lief.

„Los, leck meinen Schwanz richtig sauber, du Drecksau", befahl ihr seine heisere Stimme.
Sie glaubte, aus der Stimmlage eine große Erleichterung herauszuhören und schloss

daraus, dass dieser Mann bestimmt schon lange keinen richtigen Orgasmus mehr erlebt hatte.

Zum weiteren Nachdenken kam sie aber nicht, denn sofort spürte sie wieder seinen weichen klebrigen Penis an ihren Lippen. Es roch nach Sperma. Sie atmete genussvoll ein und öffnete den Mund weit. Sofort schob sich das verschmierte Glied wieder tief in ihre Mundhöhle und sie fing bereitwillig an, vorsichtig zu saugen und versuchte dabei, so gut sie es konnte, mit ihrer Zunge den Samen einzusammeln.

Nachdem sie eine Weile gelutscht, gesaugt und geschluckt hatte und der Penis langsam wieder steifer zu werden begann, zog der Mann zu Tinas Bedauern sein Glied wieder aus ihrem Mund zurück. Aber er trat nicht zurück und so nutzte sie die Gelegenheit, zunächst einfach einen zärtlichen Kuss auf die nasse, blitzblank geschleckte Eichel zu drücken. Der Mann lies sie einfach gewähren und rührte sich nicht von der Stelle.

Tina hatte den Drang, diesen Penis, den sie nun ja von allen Seiten mit ihrer Zunge erkundet hatte, auch anzufassen und zu

einem weiteren Höhepunkt zu bringen. Sie
versuchte mit aller Kraft, die Klebebänder
an ihren Handgelenken abzureißen aber es
gelang ihr einfach nicht.

Um ihrem Wunsch nach einer Zugabe
Nachdruck zu verleihen, schubste sie
einfach mit ihrer Zunge sein Glied zur Seite
und leckte über seine Hoden. Sie fühlte
dort kurze Haarstoppeln auf der
Zungenspitze und konnte daraus schließen,
dass er zwar seine Schamhaare wegrasiert
hatte, dieses aber schon wieder einige Tage
her sein musste.

Dann war es plötzlich vorbei. Der Mann trat
zurück und Tina konnte am Geräusch des
Reißverschlusses erkennen, dass er seine
Hose schloss. Dann hörte Tina ein
metallisches Klickgeräusch, welches sie
nicht sofort einordnen konnte. Als dann
aber kurz nacheinander beide Handgelenke
freigegeben wurden, war ihr klar, dass er
ein Klappmesser geöffnet, und das
Klebeband zerschnitten hatte.

Kurz darauf hörte sie seine Schritte, die sich von ihr zu entfernen schienen und das Schlagen der Zimmertür. Dann war es still.

„Hallo, sind Sie noch da?" Tina fühlte sich trotz der gelösten Fesseln irgendwie allein und hilflos.
Es blieb absolut still. Sie war offenbar allein im Zimmer. Das Schlimme daran war für Tina, dass sie durch die Geschehnisse selbst unheimlich stark erregt war. Bevor sie sich um ihre immer noch verbundenen Augen kümmerte, legte sie sich nun erstmal flach auf den kalten Fliesenboden und fing an, ihre Klitoris mit kreisenden Bewegungen ihrer Fingerspitzen zu streicheln. Ihre Schamlippen und die Oberschenkel waren komplett nass. Dann schob sie sich zwei Finger tief in die Vagina und bewegte die Hand so lange vor und zurück, bis auch sie zuckend zum Höhepunkt kam.
Sie blieb eine Weile auf dem Rücken liegen, um sich zu erholen.

Als sie sich etwas ausgeruhter fühlte, stand sie auf und tastete das Bett ab, neben dem sie inzwischen einige Stunden auf dem Boden gesessen und gelegen hatte. Dort fand sie einen Stoffrucksack, den sie öffnete. Heraus fischte sie ein kleines Maniküre-Etui, welches sie öffnete. Sie nahm sich die Nagelschere und tastete ihr Gesicht ab. Vorsichtig schnitt sie zwischen ihren Augen durch das Paketklebeband. Sie löste es langsam von der Haut und konnte nun endlich wieder etwas sehen.

Nachdem sich die Augen endlich an das grelle, durchs Fenster scheinende Sonnenlicht gewöhnt hatten, verschaffte sich Tina einen Überblick über ihre Situation.

Sie war wirklich ganz allen im Zimmer. Zu ihren Füßen befand sich eine ziemlich große Pfütze aus Sperma, Speichel und Vaginalsekret. Ihr Gesicht, ihre Bluse und der gänzlich unbekleidete Unterkörper waren total verschmiert und klebrig.

Tina fischte aus ihrem Rucksack, in dem
sich neben Schminke, Duschgel und einer
Brüste auch eine komplette Garnitur
frischer Dessous und Oberbekleidung
befand, eine Schachtel Zigaretten und ein
Feuerzeug.

Sie setzte sich aufs Bett und zündete sich
eine Zigarette an. Nachdem sie diese in
aller Ruhe zu Ende geraucht hatte, ging sie
ins Badezimmer und warf den noch
qualmenden Rest ihres Glimmstengels in die
Toilette.

Ein interessantes Gespräch

Klaus Meinert hatte kein gutes Gefühl, als er den Club betrat. Laute Rockmusik dröhnte in seine empfindlichen Ohren. Zigarettenqualm brannte in seinen Augen. Hier schien sich wirklich niemand für das allgemeine Rauchverbot zu interessieren. Trotz des allgegenwärtigen Rauchs und der schlechten und farbenfrohen Beleuchtung, die von den Spots und Discokugeln ausging, konnte jeder sofort erkennen, dass dieser Mann eigentlich nicht an diesen Ort gehörte.

Es roch nach Bier und alkoholischen Mixgetränken. Alle anderen Besucher waren komplett anders gekleidet und frisiert als Klaus.

Hier gab es bunte Mähnen, Glatzen, Rasta-Zöpfe, viel Leder, viel nackte Haut und eigentlich alles, was man in so einer Rocker-Kneipe erwartete. Eher unüblich waren Maßanzüge mit gestärken Hemden und perfekt sitzende, gefärbte Frisuren mit

Seitenscheitel. Aber genau das war das Erscheinungsbild von Klaus Meinert. Auch war er mit 53 Jahren wohl der älteste Gast des Clubs.

Er versuchte, sich seine Unsicherheit an diesem Ort nicht anmerken zu lassen. Schnurstracks drängelte er sich an den anderen, zum großen teil stark angetrunkenen oder aus anderen Gründen schwankenden Gästen vorbei in den hintersten Bereich des Tresens. Hier wartete Kai schon auf ihn.

Kai passte schon eher in diese Landschaft. Er war 35 Jahre alt, trug sein inzwischen etwas licht gewordenes, langes Haar als Pferdeschwanz und hatte eine abgewetzte Lederjacke an. Im Mundwinkel hatte er eine selbstgedrehte Zigarette, die dem Geruch nach zu urteilen nicht wirklich legal war. Klaus setzte sich neben ihn auf einen Barhocker und gab dem Barkeeper ein Zeichen. Dieser stellte ihm dann ohne ein Wort zusagen ein Glas Bier hin.

Kai grinste Klaus spöttisch an. „Und, war es geil?" wollte er wissen.

Klaus nickte ihm anerkennend zu. „Die Kleinschmidt ist echt eine geile Sau. Die hat wirklich einfach nur gelutscht und geschluckt und nicht einen Ton gesagt. Du glaubst gar nicht, wie entspannend das ist, einfach einer schönen Frau im Maul rumficken zu können, ohne ihr vorher wochenlang zu erzählen, was sie doch für schöne Augen hat und mit ihr Händchen zu halten."

„Ja, so was macht ihr inzwischen richtig Spaß. War aber auch echt Maloche, Tina so weit zu kriegen. Vor drei Wochen wollte sie nur ficken, wenn das Licht aus war.
Aber dieser Aufwand kostet natürlich ein bisschen mehr als so eine dreckige Straßennutte..."

Klaus seufzte. „Ja, ist ja schon gut. Ich geb' dir ja die 300, die noch offen sind. Das war es aber auch wirklich wert..."

„Glaubst Du wirklich, ich kümmere mich so aufwendig darum, dass du deine perversen Fantasien umsetzen und deiner eigenen Angestellten in die Fresse ficken kannst, ohne dass sie merkt, wer du bist, um mich dann von dir mit ein paar Peanuts abspeisen zu lassen?" fragte Kai ironisch und schaute Klaus dabei spöttisch an.

Klaus wurde sichtlich nervöser. „Aber so war doch der Deal. Du hast ja auch schon 500 gekriegt…"

„Denkst du wirklich, dass du mich hier verarschen kannst? Was glaubst du eigentlich, wird passieren, wenn Tina rauskriegt, was für ein perverser Spinner ihr Chef ist?"

Klaus bekam langsam wirklich Angst. „Willst du mich etwa erpressen? Du kannst doch eh' nicht beweisen, was gelaufen ist. Wenn du so weitermachst, kriegst du nicht einen Cent mehr von mir und ich drück' dir eine Klage wegen Verleumdung rein."

Kai war aber darauf vorbereitet. „Wie doof bist du eigentlich? Ich freunde mich doch nicht wochenlang mit Tina an, belaber' sie zu solchen Sauereien und miete dann extra ein Hotelzimmer, wenn ich nicht vorher eine Kamera da anbringe...

Mach nur so weiter, dann bist du bald der absolute Internetstar. Ein dicker Bezirksleiter, der seine gefesselte Mitarbeiterin vollspritzt, ohne dass sie ihn erkennt...
Das gibt bestimmt eine Menge Klicks. Am Besten setze ich da noch ein Werbebanner drauf, dann kriege ich eh mehr Kohle als du dafür rausrücken könntest....“

Bei Klaus bildeten sich inzwischen kleine Schweißtropfen auf der Stirn. „Du Arschloch, was willst du denn jetzt von mir?“

„Na was wohl. Schotter natürlich. Aber nicht nur so ,ne Kleingeldscheiße. Die 300 kannst du natürlich schon mal als erstes rausrücken. Aber dass war dann natürlich noch lange nicht alles...."

„Wieviel?" Klaus musste sich sehr zusammenreißen, um nicht sofort aufzustehen und diesen unangenehmen Ort zu verlassen.

„Nächste Woche will ich noch mal 800 sehen. Und dann schauen wir mal weiter..."

„Und wenn nicht?" Eigentlich wusste Klaus die Antwort schon, aber diese Frage kam ihm irgendwie automatisch über die Lippen.

„Weiß deine Alte eigentlich, was du so alles treibst? Fesselst du sie auch immer erst, bevor die sie vögelst? Oder sieht die so schäbbig aus, dass du deinen Pimmel gar nicht mehr da rein steckst?"

Klaus sagte lieber gar nichts mehr dazu. Er stand auf, zückte seine Geldbörse und knallte vor Kai sechs 50-Euro-Scheine auf den Tresen. Dann drückte er dem Barkeeper einen 20-Euro-Schein in die Hand und

verließ den Club, ohne auf sein Wechselgeld
zu warten.

Luftnot unter der Dusche

Sie stand nun schon seit einer Ewigkeit unter der Dusche. Das Badezimmer war klein, die Fliesen waren teilweise gebrochen und die Fugen wiesen diverse Schimmelstellen auf.

Tina gingen aber genug andere Sachen durch den Kopf. Daher störte sie der lausige Zustand der Hotelunterkunft im Augenblick überhaupt nicht. Wichtig war nur, dass genug warmes Wasser aus dem verkalkten Duschkopf kam. Und das war glücklicherweise der Fall.

Sie hatte ihre Haare fast eine Stunde in den warmen Wasserstrahl halten müssen, bis sich endlich auch die letzten Reste des Paketklebebandes entfernen ließen. Danach seifte sie ihren Körper von oben bis unten mit Duschgel ein und ließ den Schaum unter dem warmen Wasserstrahl an sich herunter gleiten.

Tinas Sexleben hatte sich in den letzten Wochen erheblich verändert. Sie liebte es inzwischen, sich von Männern auf jede erdenkliche Art benutzen zu lassen. Sie genoss es genauso, sich danach wieder in aller Ruhe zu waschen, zu pflegen und zu schminken, um mit ihrem Erscheinungsbild dann möglichst bald beim nächsten erotischen Erlebnis Männern zu einem unvergesslichen Höhepunkt zu verhelfen. Als sich plötzlich die Tür des Badezimmers öffnete, ohne dass sich der unangemeldete Besucher zuvor per Klopfzeichen oder Rufen bemerkbar gemacht hatte, war Tina nicht besonders überrascht. Sie schob den billigen Duschvorhang zu Seite und schaute erwartungsvoll zum Türrahmen.

Kai schaute genau so erwartungsvoll zurück. "Und, war es geil?"

„Hammergeil. Der Typ hat mir so feste im Hals rumgerammelt, dass ich fast gekotzt habe. Und dann hat er soviel gespritzt, dass ich gar nicht alles schlucken konnte.

Aber dann hat sich das Arschloch einfach verpisst. Ich musste es mir hinterher noch selbst besorgen, weil ich viel zu geil war."

Kai grinste: „Hört sich an, als ob du einen schönen Nachmittag hattest…"

„Eigentlich schon. Aber die Scheiße mit dem Klebeband kannst du ruhig nächstes Mal lassen. Ich hab' den Mist fast nicht aus den Haaren gekriegt…"

In diesem Moment fiel ihr ein, dass sie gerade wohl etwas Falsches gesagt hatte…

„Du undankbare Fotze. Ich überrede stundenlang irgendwelche Typen, dich vollzuspritzen und miete dafür extra ein Hotelzimmer an und du pisst dich so an wegen Kinderkram. Ich glaub', ich suche mir bald ne andere Schlampe, wenn du so weiter machst…." Kai schien ernsthaft beleidigt zu sein.

„Sorry, es war nicht so gemeint. Komm her, ich mach' es wieder gut, ja….." Tina presste demonstrativ ihre großen, festen Brüste zusammen und schaute ihn dabei lustvoll an

Ihr Anblick schien ihm zwar zu gefallen, aber zu Ende war diese Unterhaltung noch nicht.
„Nächstes Mal nehme ich richtiges Gewebe-Tape, damit du mehr davon hast."

„Ja, ist ok, Kai", sagte Tina kleinlaut. Sie leckte sich über die Finger und fing dann an, langsam ihre Klitoris zu streicheln.

Kai fand diesen Anblick so erregend, dass er sich nicht mehr zurück halten konnte. Er drehte das Wasser zu und kletterte komplett bekleidet zu Tina in die Dusche. Als erstes knetete er ausführlich ihre Brüste durch und saugte dabei abwechselnd fest, aber trotzdem zärtlich an beiden Brustwarzen. Dann küsste er sie leidenschaftlich und schob ihr seine nasse Zunge tief in den Mund.

Tina liebte Zungenküsse. Sie begann ebenfalls ihre Zunge einzusetzen und leckte damit über seine Zunge und seine rauen Lippen. So schleckten sie sich gegenseitig so ausführlich in ihren Mundhöhlen herum, bis ihr vermischter Speichel an den Gesichtern herunter tropfte.

Jetzt konnte sich Tina nicht mehr zurück halten. Sie ging vor Kai auf die Knie und öffnete hastig seine Jeans-Hose. Sein harter Penis sprang ihr sofort entgegen. Er roch etwas streng und Tina fragte sich kurz, wann Kai sich wohl zum letzten Mal richtig gewaschen hatte, aber sein großes hartes Glied hatte eine so starke Anziehungskraft auf sie, dass sie es sofort zwischen ihre gierigen Lippen saugen musste.
Sie lutschte und saugte fest und ungeduldig diesen riesigen Penis. Aber nach kurzer Zeit wurde sie jäh unterbrochen.

Kai griff ihr einfach in ihr nasses Haar und zog ihren Kopf ruppig zurück, bis sein Glied wieder komplett zum Vorschein kam.

„Pass doch auf, du Drecksau. Wenn du so feste saugst, reißt mir noch der Schwanz ab!"

„Entschuldige bitte", stammelte Tina ängstlich. Ab jetzt verwendete sie nur ihre Zunge und leckte zunächst zärtlich über seine Eichel, dann langsam über jeden Zentimeter seines Gliedes und verwöhnte schließlich vorsichtig seine Hoden.

Kai genoss zwar zunächst die Massage durch ihre Zunge, wurde dann aber schnell so stark erregt, dass er mehr wollte. Er griff wieder in ihr Haar und zog Tina langsam, aber bestimmt nach oben.

Nun stand sie etwas ängstlich zitternd vor ihm. Er schubste sie zurück und drückte sie gegen die gefliste Rückwand der Dusche. Dann griff er mit beiden Händen unter ihre nassen Oberschenkel, zog sie auseinander und hob Tina hoch, bis ihre Knie sich links und rechts neben seiner Hüfte befanden. Ohne Zeit für irgendwelche weiteren Vorspiele zu verschwenden, schob er seinen harten Penis einfach zwischen ihre klitschnassen Schamlippen und stieß ihn in ihre Vagina.

Er stieß zunächst langsam, aber fest zu, zog dann sein Glied etwas zurück und rammte es wieder tief in sie hinein. Diese Bewegung wiederholte er immer wieder und wurde dabei mit jedem Zustoßen schneller.

Tina fing an, bei jedem Stoß lustvoll zu stöhnen. Kais Stöße waren inzwischen so schnell, dass ihre Brüste begannen, im Takt mitzuwippen. Dieser Anblick schien ihn noch mehr anzuregen, denn seine Bewegungen wurden noch schneller und hektischer.

Jetzt konnte sich Tina nicht mehr zurückhalten. „Los, würg' mich" bettelte sie ihn an.

„Kannst du kriegen", entgegnete er kurz.

Dann ließ er ohne weitere Vorwarnung ihre Schenkel los. Aber noch bevor sie an der nassen Fliesenwand nach unten rutschen konnte, waren seine Hände schon an ihrem

Hals und hielten ihn so fest, dass ihr Becken sich in einer für ihn bequemen Position befand, um die harten Stöße mit seinem Penis ohne irgendeine Unterbrechung fortzusetzen.

Der Druck auf Tinas Luftröhre war so stark, dass sie kaum noch einatmen konnte. Sie war ihm völlig ausgeliefert und Kai schien sich auch überhaupt keine Gedanken über ihren gesundheitlichen Zustand zu machen, während er immer schneller sein hartes Glied in ihre nasse Vagina stieß. Einerseits bekam Tina immer größere Panik, weil sie inzwischen fast gar nicht mehr atmen konnte. Andererseits war es das Schönste, was sie je erlebt hatte, von einem Mann so hart benutzt zu werden.

Als ihr langsam schwarz vor Augen wurde, war es plötzlich vorbei. Die Zuckungen, seines Gliedes, die sie in ihrem Unterleib spürte, zeigten ihr, dass er gerade zum Höhepunkt kam. Kurz darauf zog er seinen Penis zurück und lies sie langsam an der Wand herunter zu Boden rutschen.

Tina keuchte und rang nach Luft. Er hatte sie inzwischen losgelassen, war ein paar Schritte zurück getreten und zog sich vor der Dusche die Hose hoch. Dann schaute er ihr wortlos zu, während sie sich langsam erholte.

Nach ein paar Minuten war Tinas Atmung wieder etwas ruhiger geworden. Sie saß noch immer vor Kai in der Duschtasse und spürte, wie sein Sperma an ihren Schamlippen herunter lief. Einen Teil davon sammelte sie in ihrer Hand und leckte es dann genussvoll von ihren Fingern.
Kai schaute ihr gern dabei zu.

Dann verließ er wortlos das Badezimmer.

Ein Tag in der Bank

Es war Donnerstag. Martina Kleinschmidt saß in ihrem Büro am Schreibtisch.

Vor ihr lag ein großer Stapel Überweisungsträger, die von Bankkunden so unleserlich ausgefüllt worden waren oder grobe Fehler enthielten, dass sie nicht ordnungsgemäß vom Computerprogramm bearbeitet werden konnten.

Seit Monaten war es Tinas Hauptaufgabe, diese Überweisungsaufträge von Hand durchzuführen oder im Zweifelsfalle die Kunden telefonisch darüber zu informieren, dass die Überweisung so nicht ausgeführt werden konnte.

Tina seufzte. Als sie die Entscheidung getroffen hatte, die Ausbildung zur Bankkauffrau in dieser Dortmunder Bank zu beginnen, war ihr zwar bewusst, dass es wohl nicht der spannendste Beruf der Welt sein würde, aber dass sie irgendwann mal zu dieser aus ihrer Sicht geistlosen Fliesbandarbeit abgestellt werden würde, war ihr damals nicht in den Sinn gekommen. Inzwischen war sie 24 Jahre alt und hatte ihre Ausbildung bereits vor zwei Jahren mit Auszeichnung beendet.

Sie griff nach ihrer Tasse und trank einen Schluck vom inzwischen auf Raumtemperatur abgekühlten Kaffee. Dabei fing sie an, über die Nachteile und Vorteile ihres Berufes nachzudenken.

Langweilig war der Job auf jeden Fall. Andererseits hatte sie auf diese Weise vor kurzer Zeit Kai kennen gelernt, wodurch sich ihr gesamtes Leben auf den Kopf gestellt hatte. Das erste Telefonat mit ihm, in dem sie ihm eigentlich nur mitteilen wollte, dass ihm auf seinem Überweisungsträger offenbar ein Zahlendreher bei der Kontonummer unterlaufen war, hatte sich zu einem sehr anregenden Gespräch entwickelt und letztendlich sogar zu einem Date geführt.

Tina konnte sich nicht erklären, warum es so war, aber Kai hatte einen so starken Einfluss auf sie, dass sie inzwischen eigentlich nur noch dass tat, was er von ihr forderte. Und das wurde immer mehr.

Zunächst war es einfach wilder Sex, aber schon nach kurzer Zeit hatte er Tina dazu überredet, auch seine Freunde oral zu befriedigen.

Einmal hatte er sie in die Kabine eines Passbildautomaten geschickt, in der ein älterer Herr auf sie wartete. Ohne ein Wort zu verlieren hatte er sie vor sich umgedreht, ihr von hinten unter den Armen durchgegriffen und die Bluse und den BH so aufgerissen, dass ihre nackten Brüste komplett frei lagen. Danach hatte er ihre Oberweite ausführlich abgetastet, dann ihren kurzen Rock hochgeschoben, unter dem sie gemäß Kais Anweisung keinen Slip getragen hatte und sein Glied hektisch in ihr Poloch geschoben. Er hatte dann einige Münzen in den Passbildautomat geworfen, den Auslöseknopf gedrückt und begonnen, mit seinem erregierten Penis zuzustoßen, während gleichzeitig alle paar Sekunden das Blitzlicht des Automaten aufleuchtete. Als der Mann nach kurzer Zeit zum Höhepunkt gekommen war und sein Samen aus Tinas Po an ihren Schenkeln herunter lief, hatte er ihr den Papierbogen mit den frisch entwickelten Passbildern in die Hand gedrückt. Danach war er einfach weg gegangen.

Tina hatte diesen Papierbogen immer in ihrer Handtasche dabei und schaute ihn sich oft an. Auch jetzt holte sie ihn wieder aus ihrer Handtasche und betrachtete die Bilder genau. Sie war auf den Fotos in Nahaufnahme zu sehen. Ihre nackten Brüste waren vor das Schutzfenster des Fotoautomaten gedrückt. Hinter ihren Schultern war das angestrengt blickende Gesicht des alten Mannes zu sehen. Es wäre wohl normal gewesen, dass eine hübsche junge Frau wie Tina in dieser skurrilen Situation vor Ekel einen eher angewiderten

und unglücklichen Gesichtsausdruck auf den Fotos hinterlassen hätte.
Tina sah auf den Fotos aber einfach nur glücklich und befriedigt aus. Sogar ein Lächeln war auf den Bildern zu erkennen.

Seit dem ersten Treffen mit Kai war sie immer tiefer in den Sog dieser für sie neuen, aber erregenden sexuellen Abenteuer geraten. Kai hatte sie bei jedem Treffen schlechter behandelt, sie beschimpft und einfach nur wie einen wertlosen Gegenstand benutzt. Aber irgendwie freute sich Tina auf jedes Treffen und jede von ihm arrangierte Sauerei mehr als zuvor.

Tina sah auf die Uhr. Es war erst elf. Donnerstags musste sie immer bis 17 Uhr arbeiten. Also hatte sie leider noch viel Zeit und viele langweilige Überweisungsträger vor sich. Sie wollte sich gerade wieder an die Arbeit machen, als ein Piepston auf dem Schreibtisch sie darauf hinwies, dass auf ihrem privaten Smartphone eine neue SMS

eingegangen war. Sie schaute sofort nach.
Es war eine Nachricht von Kai.

Er hatte geschrieben: „18 Uhr, N51,41,05
E7,55,25, es lohnt sich !"

Tina lächelte. Sie speicherte die Daten auf
ihrem Handy und griff sich danach den
nächsten Überweisungsträger.

Klaus Meinert hatte sein Büro am anderen Ende des Flures. Er blätterte durch die Kleinanzeigen der Tageszeitung. Im Bereich der Kontaktanzeigen fiel ihm eine fett gedruckte Anzeige auf.

„Haben Sie geheime Fantasien? Wir lassen daraus Wirklichkeit werden!!!"

Darunter war noch eine Handy-Nummer abgedruckt, die Klaus inzwischen auswendig kannte. Es wäre bestimmt besser gewesen, wenn er diese Rufnummer nie gewählt hätte...

Dann ging die Bürotür auf und Maria Buchholz, seine Sekretärin, kam herein. Sie stellte ihm eine Tasse auf den Schreibtisch.

„Bitte schön, Herr Meinert. Ihr doppelter Espresso."

„Danke", sagte Klaus kurz angebunden und beachtete sie nicht weiter.

Maria seufzte und verließ das Büro wieder. Früher hatte Klaus sie erheblich mehr beachtet.

Vor drei Jahren hatte sie ihn nach einer Betriebsfeier auf der Toilette seinen Penis bis zum Abspritzen gelutscht, nachdem er ihr unter den Rock gegriffen hatte.

Kurze Zeit später hatte er ihr die besser bezahlte Stelle als persönliche Sekretärin verschafft.

Ursprünglich hatte sie gehofft, dass sie diese Stelle bekommen hatte, um in seiner Nähe zu sein, aber er hatte sich dann immer weiter von ihr distanziert. Auch nannte er sie immer noch „Frau Buchholz".

Inzwischen ging sie davon aus, dass die Beförderung eine Art Bestechung war, damit seine Ehefrau nichts von ihren Aktivitäten erfahren würde.

Klaus schaute Maria hinterher. Damals auf der Feier hatte er recht viel Alkohol getrunken. Danach war es zu diesem Blowjob auf der Toilette gekommen, den er nachträglich gern ungeschehen gemacht hätte. Maria hatte für ihre 43 Jahre noch eine tolle Figur. Diese Frau gefiel ihm zwar gut, aber er wollte niemals seine Ehe für so ein paar kleine Sauereien riskieren.

Ein Brummen, das vom Vibrationsalarm seines Smartphones stammte, wies ihn auf neue E-Mails hin. Er griff in seine Westentasche, fischte das Telefon heraus und öffnete dann seine Mail-Box.

Neben den üblichen Werbe-Mails befand sich eine Nachricht im Eingangsordner, deren Absender als „Fa. Wennemann Erlebnis-Tourismus" deklariert war.

Klaus hatte bereits eine böse Vorahnung, öffnete die Mail aber trotzdem. Dort konnte er den Text

„19 Uhr, N51,41,05 E7,55,25, sei pünktlich !"

lesen.

Im Anhang befand sich offenbar noch eine Art Video-Datei. Klaus glaubte, genau zu wissen, was er auf diesem Film sehen würde, brauchte aber Gewissheit.

Er verschloss seine Bürotür und klickte das Video an. Es schien Ewigkeiten zu dauern, bis die Daten in den Arbeitsspeicher geladen waren, aber dann begann der Film.

Es war in guter Bildqualität zu sehen, wie Klaus Meinert gerade sein steifes Glied in den Mund der gefesselten Martina Kleinschidt schob, deren halbes Gesicht mit Klebeband verdeckt war.

Die Gesichter und Körper beider Beteiligten waren zu seinem Bedauern hervorragend zu erkennen.

Klaus stoppte den Film sofort und löschte die Video-Datei. Die E-Mail musste er allerdings im Eingangskorb lassen, da sie für ihn wichtige Informationen enthielt.

Endlich war Tina fertig. Alle Überweisungsträger waren ordentlich abgeheftet, der Computer heruntergefahren und ihre Kaffeetasse stand gespült im Schrank der kleinen Kaffeeküche, die sich gegenüber von ihrem Büro befand.

Sie schloss ihr Büro ab und ging zum Personalaufzug. Dort betätigte sie den Knopf und wartete darauf, dass der Lift endlich auf ihrer Etage hielt. Während sie wartete, kam Klaus ebenfalls dazu.
Er stellte sich neben Tina und nickte ihr freundlich zu. Tina lächelte zurück und tat so, als würde sie die lüsternen Blicke übersehen, mit denen er ihren Körper von oben bis unten förmlich abtastete.
Tina war es gewohnt, dass Männer sie anstarrten und hatte die Erfahrung gemacht, dass es für alle Beteiligten am wenigsten peinlich würde, wenn sie diese Blicke einfach ignorierte.

Dann öffnete sich die Tür des Aufzuges und beide stiegen wortlos ein. Noch ein anderer Angestellter aus einer anderen Abteilung huschte schnell in den Lift, bevor sich die Tür schloss. Tina kannte ihn nicht namentlich, nickte aber auch ihm freundlich zu.

In der Tiefgarage angekommen verließen alle Drei den Aufzug und gingen zu ihren Fahrzeugen.
Tina sah, wie Klaus seinen Aktenkoffer in den Kofferraum seiner schwarzen Luxuslimousine packte. Er hielt noch einen großen Briefumschlag in der Hand, den er aber beim Einsteigen weiterhin festhielt.

Dann stieg auch sie in ihren Kleinwagen. Sie schaltete
sie ihr Navigationsgerät ein, holte ihr Handy aus der Handtasche und tippte die Koordinaten ein, die ihr Kai am Vormittag per SMS geschickt hatte.

„N51,41,05 E7,55,25"

Danach fuhr sie los. Sie hatte die Erfahrung gemacht, dass ihr Navigationsgerät in der Tiefgarage kein Satelliten-Signal empfangen konnte und hielt daher kurz hinter der Schranke an, um dort auf das Signal zu warten.

Nach ein paar Sekunden zeigte ihr das Gerät eine geschätzte Fahrtzeit von 24 Minuten zum eingegebenen Ziel.

Tina schaute auf die Uhr. Es war schon fast halb sechs und im Feierabendverkehr kam sie mit der angegebenen Fahrzeit ihres Navigationsgerätes fast nie aus.
Wenn sie etwas Glück und ein paar grüne Ampeln hätte, könnte sie es bis 18 Uhr gerade schaffen. Sie legte den Gang ein und gab Gas.

N51,41,05 E7,55,25

Kai stand mitten auf einem
Pendlerparkplatz, der etwas außerhalb von
Dortmund gegenüber einer
Autobahnauffahrt gelegen war. Er schaute
auf die Uhr. Es war schon fast sechs. Für
diese Urzeit befanden sich überraschend
viele Fahrzeuge auf dem Parkplatz, der
meistens ab 17 Uhr immer leerer wurde.

Kai zog etwas nervös an seinem Joint. Wenn
sie nicht kommen würde, währe der ganze
Aufwand umsonst gewesen und er würde
sich die Beschimpfungen anhören müssen.
Auch war das Geld, was er jetzt gleich zu
bekommen hoffte, schon fest verplant...

Dann sah er das kleine rote Auto und war
erleichtert. Tina parkte ein und stieg aus.
Dann ging sie zu Kai und gab ihm einen Kuss.

„Komm mit, Süße. Ich habe eine
Überraschung für dich." Er nahm sie an die

Hand und ging mit ihr vom asphaltierten Parkplatz in das direkt daneben gelegene Waldstück.

Nach einigen Metern blieb er stehen, griff in die Tasche seiner Lederjacke und zog klimpernd eine lange Stahlkette heraus. Ohne auch nur ein Wort zu sprechen, legte er Tina ein Ende der Kette um den Hals, bildete eine Schlaufe und schloss diese mit einem kleinen Vorhängeschloss. Dann ging er mit dem anderen Ende der Kette zu einer Birke. Auch hier befestigte er die Kette mit einem Vorhängeschloss am Baumstamm.

Die Kette war etwa fünf Meter lang. Tina konnte sich frei bewegen, aber nicht weglaufen. Aber eigentlich wussten beide, dass sie auch ohne die Kette nicht weglaufen würde.

„Viel Spaß" sagte Kai grinste sie an.

Tina lächelte neugierig und etwas ängstlich zurück. Dann ging Kai zurück zum Parkplatz. Tina stand nun allein im Wald und konnte nur abwarten.

Kai stellte sich nun mitten auf den Parkplatz und hob eine Hand hoch. Daraufhin öffneten sich nach und nach die Fahrertüren fast aller abgestellten Autos. Es stiegen die verschiedensten Männer aus. Einige waren jung, andere schon im Rentenalter, teilweise in vornehmen Anzügen, teilweise aber auch in abgetragenen Jeans.

Sie gingen zu Kai und bezahlten den „Eintrittspreis". Jeder gab ihm 50 Euro. Meistens war es ein einzelner Geldschein, Einige hatten auch kleinere Scheine abgezählt. Auch gab es zwei Männer, die Kai ein paar Münzen in die Hand zählen mussten, um diesen Betrag zu erreichen. Kai schaute sie mitleidig an, nickte aber dann in die Richtung des Waldgebietes.

Nachdem das Finanzielle geregelt war, verschwanden die Männer nach und nach im Wald.

Tina hörte Schritte. Dann sah sie sie kommen.

Manche hatten Skimasken auf. Einige trugen auch Baseball-Mützen, deren Schirm sie sich bis direkt über die Augen heruntergezogen hatten. Sie wollten offenbar nicht erkannt werden, falls nachträglich irgendwelche Fotos oder Videos der „Veranstaltung" in die Öffentlichkeit gelangen sollten.

Es gab aber auch ein paar Männer, die für solche Vorsichtsmaßnahme entweder zu unerfahren waren oder die es nicht interessierte, was andere über sie denken würden.
Nach kurzer Zeit standen bestimmt 25 Männer um Tina herum. Zunächst traute sich niemand etwas zu sagen. Dann machte ein junger Kerl ohne Maske und ohne Mütze den Anfang. Er lächelte sie an und sagte: „Hallo, ich bin Thomas".

Tina lächelte zurück, aber bevor sie antworten konnte, verlor ein älterer Mann die Geduld.

Er schubste sie einfach um. Tina landete mit dem Rücken auf dem weichen, von Laub bedeckten Waldboden.
Dann stürzte er sich auf sie, schob ihren Rock hoch und riss ihr den schwarzen Slip runter. Das Höschen verhedderte sich etwas in ihren roten High Heels, aber dann hatte der Mann es doch geschafft. Er warf den Slip weg, öffnete seine Hose und warf sich neben Tina.
Dann griff er fest mit beiden Händen die Hüfte der zarten Frau und hob sie einfach über sich, bis sie auf ihm saß. Geschickt schob er sein hartes Glied zwischen ihre Schenkel.
Tina verspürte große Lust, als der Penis in sie hinein glitt. Sie fing an, ihr Hüfte langsam hoch und runter zu bewegen, wodurch das steife Glied in ihrer Vagina abwechselnd vor und zurück rutschte.
Der Kerl unter ihr ließ daraufhin ihr Hüfte los. Nun hatte er wieder beide Hände frei,

um damit hastig ihre Bluse aufzureißen. Die Knöpfe flogen durch die Luft und verteilten sich auf dem Waldboden.

Tina störte es in ihrer momentanen Situation überhaupt nicht, dass ihre Kleidung beschädigt wurde. Bisher war Kai mit ihr nach wilden Sexorgien immer einkaufen gegangen und hatte ihr neue Kleidung spendiert. Sie ging davon aus, dass es dieses Mal auch so sein würde.

Inzwischen zerriss der Mann, auf dem sie gerade ritt, ihren BH und legte ihre Brüste frei.

Die anderen Männer wollten aber auch nicht weiter passiv zuschauen. Tina fühlte, wie sich ein Kerl hinter sie kniete und ihre Hüfte erneut festgehalten wurde. Daher konnte sie leider die Reitbewegung nicht fortsetzen. Dafür fing der Mann unter ihr nun an, selbst aktiv zuzustoßen, während gleichzeitig der Typ hinter ihr seinen Penis in ihr Poloch bohrte.

„Jetzt pflüge ich dir dein Arschloch richtig durch" flüsterte er ihr dabei lüstern ins Ohr.

Tina stöhnte vor Lust laut auf, aber schon nach ein paar Sekunden wurde ihr ein weiteres großes Glied langsam in den Mund geschoben. Daher verstummte sie wieder. Gierig begann sie, zu saugen.

Tina fühlte sich wie im Himmel. Sämtliche Löcher waren ausgefüllt und wohin sie auch schaute sah sie harte männliche Geschlechtsteile. Sie griff sich mit jeder Hand einen Penis und fing an, die dazugehörigen Männer mit langsamen, aber bestimmten Bewegungen der Handgelenke zu befriedigen.

Um sie herum fingen immer mehr Kerle an, selbst an ihren Gliedern herumzuspielen. Inzwischen stieß der Mann, der hinter ihr kniete, immer fester in ihren Po. Dann spürte sie, wie sein Penis in ihr zu zucken begann und losspritzte. Der Mann schob sein langsam schlaffer werdendes Glied noch ein paar Mal hinein. Dann zog er es ganz heraus und stand auf. Tina spürte, wie sein Sperma aus ihrem Poloch herausströmte und an ihren Oberschenkeln herunter lief. Fast gleichzeitig kam der Typ, dessen Geschlechtsteil in ihrem Mund steckte, zum Höhepunkt. Ohne Vorwarnung kam sein Samen in mehreren großen Schüben aus der Eichel.

„Los, schluck es runter, du Schlampe", hörte Tina ihn rufen.

Tina spielte eine Weile mit dem weißen Schleim in ihrem Mund, ließ ihn über die Lippen und durch die ganze Mundhöhle und schließlich genüsslich die Speiseröhre herunter laufen.

Dann spritzten immer mehr Männer ab. Das Glied in ihrer linken Hand war bereits leer. Der Samen lief über Tinas Finger. Vier andere Teilnehmer der Orgie, die sich selbst befriedigt hatten, konnten sich auch nicht mehr zurückhalten.
Zwei von ihnen spritzten auf ihre Brüste, einer auf die Haare und ein Mann mitten in ihr Gesicht. Auch im Nacken und auf dem Rücken glaubte Tina ein paar Kleckse Samen zu spüren.

Der Typ, der unter ihr lag, zog seinen Penis aus ihrer klitschnassen Vagina und spritzte ihr in diesem Augenblick die Schamlippen voll. Dann robbte er unter ihr hervor, um Platz für andere erregte Kerle zu machen.

Gleichzeitig spritzte das Glied in Tinas rechter Hand los. Der Samenstrahl flog sehr weit und traf genau in den Gehörgang ihres rechten Ohres, wodurch sie dann alle folgenden Geräusche etwas gedämpfter wahrnahm.

Da sich nun kein Penis mehr in Tinas Körperöffnungen befand, konnte sie sich wieder frei bewegen. Sie kniete sich hin und winkte alle Männer, die noch um sie herum standen, zu sich. Dann begann, einen Penis nach dem anderen zu streicheln und zu lutschen, bis der Samen herausspritzte. Sie versuchte, soviel davon zu schlucken wie möglich, aber die komplette Menge konnte sie einfach nicht aufnehmen.

Aus beiden Mundwinkeln tropfte der Samen auf ihre nassen Brüste herunter, während sie grabschte, kraulte, leckte und saugte.

Als ihr gerade wieder ein besonders großer Strahl Sperma ins Gesicht klatschte, bemerkte sie wieder den jungen Kerl, der sich am Anfang schüchtern als Thomas vorgestellt hatte. Er stand etwas abseits mit geöffneter Hose, aus der sein hart geschwollener Penis herausschaute. Tina lächelte ihm zu und kümmerte sich nun zügig darum, alle anderen Glieder schnell zum Abspritzen zu bringen.
Nachdem abgesehen von Thomas wirklich alle Männer befriedigt waren und Tinas Körper restlos mit weißem Schleim bedeckt war, hatte sie endlich Zeit, sich ausführlich um den jungen Kerl zu kümmern.
Eigentlich war er für ihren Geschmack viel zu nett, aber irgendwie trotzdem süß. Sie bat ihn mit einer Geste, näher zu kommen.

Als er schüchtern vor ihr stand, gab sie ihm zunächst einen zärtlichen Kuss auf die Eichel. Dann riss sie ihn zu Boden und begann ausführlich, seinen großen Penis mit ihrer Zunge zu verwöhnen.

Sie saugte das große Glied vorsichtig komplett in ihren Mund und lies ihre Lippen mehrmals daran hoch und runter rutschen.

Dann ließ sie ihre Zunge am Penis entlang wandern und den kompletten Hodensack erkunden. Thomas war im Intimbereich frisch rasiert und es fühlte sich toll auf Tinas Zunge an, über diese glatte Haut zu schlecken.

Nach kurzer Zeit wurde Thomas so unruhig, dass Tina befürchtete, er würde abspritzen, bevor sie ihn richtig in sich spürte. Also hörte sie auf zu lecken und kniete sich auf seine Hüfte. Sie griff sich den steifen Penis und schob ihn sich genüsslich in die Vagina.

Zuerst bewegte sie sich langsam auf und ab und fing dann immer schneller an, auf Thomas zu reiten. Er stöhnte vor Erregung und begann, ihre klebrigen und nassen Brüste zu streicheln und zu kneten.

Auch Tina war kurz vor dem Höhepunkt. Sie fing an, mit den Fingern ihre Klitoris zu liebkosen.

Dann spürte sie, wie sein Glied zuckte und wie sein Samen in sie hineinspritzte. Sie ritt einfach weiter bis er nach kurzer Zeit erschöpft unter ihr lag. Dann stieg sie langsam ab und legte sich neben Thomas. Sein Sperma lief an ihren Schamlippen herunter.

Tina schaute sich um. Alle Männer außer Thomas waren gegangen.

„Du musst jetzt gehen" sagte sie zu ihm. Er nickte, stand auf und zog seine Hose hoch. Dann ging er in Richtung Parkplatz davon.

Als Kai wieder das Waldgebiet betrat, lag Tina dort allein und erschöpft auf dem Boden.

Sie war fast nur noch mit dem Rock bekleidet, der bis zum Bauchnabel hochgeschoben war. Außerdem trug sie noch am rechten Fuß einen ihrer roten High Heels. Der andere lag neben ihr im Schlamm.
Auf den Schultern hingen noch Fetzen ihrer Bluse. Ihr ganzer Körper war mit Sperma bedeckt und glänzte. Überall auf ihrer Haut klebte Laub und Dreck.

Sie schaute Kai müde, aber hochzufrieden an.

„So viele Schwänze habe ich noch nie leer gemacht. Das war unheimlich geil", sagte sie stolz.

Kai kramte einen Schlüssel aus seiner Jackentasche und öffnete die

Vorhängeschlösser. Dann wickelte er die Kette zusammen und stopfte sie wieder in seine Tasche.

Danach warf er vor Tina ihren Stoffrucksack auf den Boden.

„Zieh dir mal was an und fahr schon mal nach Hause", befahl er ihr.

„Kommst du nicht mit?"

„Ich hab' noch was zu erledigen. Geh' schon mal in die Badewanne. Ich komme gleich nach. Dann besorg' ich es dir noch mal so richtig", versprach er ihr.

„Na gut", sagte sie etwas enttäuscht.

Noch ein Tag in der Bank

Dieses Mal kam Klaus etwas früher in die Bank als sonst. Es war weit und breit noch kein Angestellter zu sehen. Als Klaus das Vorzimmer seines Büros erreichte, erblickte er in der Kaffeeküche Maria, die um diese Uhrzeit immer seine Unterlagen vorbereitete.

Genau so hatte er sich die Situation erhofft.

Maria, die so früh nicht mit ihm gerechnet hatte, schaute ihn überrascht an und sagte "Guten Morgen, Herr Meinert".

Klaus hielt sich nicht mit zeitraubenden Höflichkeiten auf. Er sagte einfach gar nichts und schob sie einfach mit dem Rücken gegen den Kühlschrank. Dann begann er, ihre Bluse aufzuknöpfen.

Maria war darauf überhaupt nicht gefasst

und wusste nicht, wie sie reagieren sollte.
Da sie jedoch oft von zärtlichen Momenten
mit Klaus geträumt hatte, ließ sie ihn
einfach gewähren.
Nachdem er sämtliche Knöpfe geöffnet
hatte, schob er vorsichtig seine Hände
unter den BH und begann, ihre Brüste
genüsslich zu massieren.
Maria schloss einfach die Augen und genoss
das Gefühl seiner warmen Hände auf ihrer
Haut.

Da sie sich einfach von ihm befummeln ließ,
beschloss Klaus, einfach weiterzumachen. Er
kniete sich vor sie und schob ihren Rock
hoch. Dann schob er den Stoff des Slips zur
Seite und betrachte ihre langsam feucht
werdenden Schamlippen. Er fing an, ihre
Klitoris langsam mit kreisenden Bewegungen
seiner Zungespitze zu stimulieren.
Maria stöhnte vor Erregung laut auf und
drückte sein Gesicht regelrecht mit beiden
Händen in ihren Schoß hinein. Klaus empfand
das zu Recht als Signal, weiterzumachen. Er
schob ihr vorsichtig zwei Finger zwischen
die Schamlippen und dann immer tiefer in

ihre Vagina. Dann stieß er mit den Fingern immer schneller vor und zurück und fühlte, die seine Sekretärin immer nasser im Schritt wurde.

Nach kurzer Zeit konnte Maria es nicht mehr aushalten. „Los, fick' mich", flüsterte sie ihm zu. Er schob sie auf die andere Seite der Kaffeeküche, umfasste ihre Hüfte, hob sich an und setzte sie auf die Arbeitsplatte neben den Herd. Dann zog er ihr das störende Höschen einfach aus und ließ es auf dem Boden liegen. Klaus öffnete den Reißverschluss seiner Hose und fischte seinen harten Penis aus der Unterhose. Ohne weiter Zeit zu vergeuden, schob der sein Glied sofort in die klitschnasse Vagina der vor Erregung zitternden Frau. Er stieß immer wieder zu. Schon nach kurzer Zeit spritzte sein Glied einfach los.
„Tut mir leid, ich war einfach zu geil" entschuldigte er sich.

„Das können wir gern öfter machen" antwortete Maria, die sich gerade etwas Papier von der Küchentuchrolle abwickelte,

um den Samen, der gerade an ihren
Oberschenkeln herunter lief, abzuwischen.

Dann hörten beide, wie sich am Ende des
Flurs die Tür des Fahrstuhls öffnete.
Schnell rückten sie ihre Kleidung zurecht
und begaben sich an ihre üblichen
Tätigkeiten, als ob nichts gewesen wäre.

Etwas später saß Klaus an seinem
Schreibtisch und dachte über seine
Situation nach.
Eigentlich fühlte er sich inzwischen recht
sicher. Es war inzwischen zwei Wochen her
und die Polizei hatte sich noch nicht bei ihm
gemeldet.

Klaus bekam aber nach wie vor Kais
Gesichtsausdruck nicht aus dem Kopf, als er
statt einer Handvoll Geldscheine sein
aufgeklapptes Taschenmesser aus dem
Umschlag gezogen und blitzschnell viermal
hintereinander in Kais Unterbauch
gestochen hatte.
Danach hatte Kai ihn wortlos und
fassungslos angeschaut und ein paar Mal
nach Luft geschnappt, bevor er tot auf dem
Asphalt des Parkplatzes aufschlug.

Klaus hatte sich danach Handschuhe
angezogen, die Leiche hinter sich her
geschliffen und im Waldgebiet, in dem er
kurz zuvor heimlich eine wilde Sexorgie mit

Martina Kleinschmidt beobachtet hatte, abgelegt. Nachdem er Kais Smartphone aus dessen Jackentasche geangelt hatte, war er wieder zu seinem Wagen gegangen und schnell weggefahren.

Klaus ging davon aus, dass er in dieser Angelegenheit nun Ruhe haben würde. Er hatte ausführlich geplant. Seinen Anzug, die Schuhe, das Hemd, sein Taschenmesser, die Handschuhe und Kais Handy hatte er entsorgt. Da Klaus seine Berufsgarderobe schon seit Jahren in eine Reinigung brachte, hatte auch seine Frau nicht das Fehlen einer Kombination bemerkt.

Kai Wennemann besaß nur ein einziges Girokonto bei genau der Bank, für die Klaus tätig war. Dort gab es keine Kontobewegungen, die irgendwie zu Klaus führen könnten. Auch gab es keine Abbuchungen eines Telefon- oder Internet-Anbieters. Selbst das Guthaben für die Prepaid-SIM-Karte hatte Kai offensichtlich bar gezahlt und die SIM-Karte war mit Sicherheit nicht auf seinen wirklichen

Namen registriert. Kai selbst hatte scheinbar viel daran gelegen, dass ihm niemand bei seiner Erpressungs-Masche auf die Finger schauen konnte.

Die Polizei hatte also gar keine Anhaltspunkte und die Spurensicherung war bestimmt noch ein paar Wochen damit beschäftigt, Spermapfützen von mindestens 30 verschiedenen Kerlen auszuwerten.

Maria kam herein und stellte ihm wie gewohnt seinen Kaffee auf den Schreibtisch. Heute lächelte sie aber freundlicher als sonst. Auch Klaus lächelte zurück.

Er hatte sich in den letzten zwei Wochen sehr verändert. Inzwischen gab es eigentlich nichts mehr, vor dem er sich fürchtete. Auch der Mut zu einer kleinen Affäre mit Maria war inzwischen da.

Er hatte jetzt wirklich vor Nichts und Niemandem mehr Angst außer vielleicht....

Dann klopfte es an seiner Bürotür.

„Ja, bitte", sagte er etwas genervt.

Martina Kleinschmidt kam herein und schloss die Tür. Sie hatte einen Schnellhefter unterm Arm und strahlte ihn an.

„Guten Tag, Herr Meinert", sagte sie etwas schüchtern.

„Frau Kleinschmidt, geht es ihnen besser? Sie waren ja fast vierzehn Tage krank..."

„Ja, danke, jetzt geht es wieder. Mich hatte da eine ganz heftige Grippe erwischt."

„Was kann ich für Sie tun?" fragte Klaus interessiert.

„Ich wollte nur meine Bewerbung für die ausgeschriebene Stelle abgeben..."

„Für so etwas ist eigentlich doch die Personalabteilung zuständig", meinte Klaus etwas ungeduldig.

„Ja, ich weiß. Aber die Entscheidung treffen doch letztendlich Sie, oder?"

„Um welche Stelle geht es denn eigentlich?"

„Um die Filialleitung in Dortmund-Hörde."

Jetzt war Klaus wirklich überrascht. „Sie sind doch erst seit zwei oder drei Jahren mit der Ausbildung fertig, oder nicht?"

„Seit zwei Jahren", antwortete Tina freundlich:

„Die Stelle ist doch gar nichts für Sie. Das ist etwas für Leute, die zehn oder 15 Jahre Berufserfahrung haben."

„Ich habe dafür aber andere Qualifikationen."

„Und die wären?" Klaus schaute auf die Uhr.

„Wissen Sie, Herr Meinert, ich finde es zwar toll, wenn reifere Herren wie Sie sich noch pflegen und ihren Sack rasieren. Aber wichtig ist dann auch, dass man das regelmäßig nachrasiert. Sonst ist das beim Lecken ein Gefühl auf der Zunge, als ob man ein Eisbein mit Borsten essen würde..."

Klaus wusste nicht, was er sagen sollte. Er saß kreidebleich am Schreibtisch und der Schweiß lief im von der Stirn.

Tina legte ihm ihre Bewerbungsmappe auf den Schreibtisch. „Ich bin mir sicher, dass Sie eine gute Entscheidung treffen werden. Schönen Feierabend, Herr Meinert."

Dann ging sie zum Aufzug und drückte den Knopf.

Thomas saß in seinem Wagen und wartete in der Tiefgarage auf Tina. Sie hatte ihm die Karte für die Schranke gegeben, damit er hineinfahren und sie abholen konnte.
Nach ein paar Minuten sah er sie aus dem Aufzug steigen. Sie öffnete die Tür und setzte sich neben ihn.

Thomas hatte eine kleine Überraschung vorbereitet, da er inzwischen wusste, was ihr gefiel.

Noch bevor sie irgendetwas sagen konnte, warf er ihr seinen Ledergürtel, den er kurz zuvor aus seiner Hose gezogen und zu einer Schlinge gezogen hatte, über den Kopf und zog ihn zu bis er eng an ihrem Hals saß. Dann zog er am anderen Gürtelende ihren Kopf zwischen seine Beine. Seine Hose war geöffnet und der steife Penis schaute heraus.

„Los, nimm ihn in den Mund" befahl er ihr.

Sie lächelte glücklich und begann, zärtlich über seine Eichel zu lecken.

Nachtrag zum Impressum/ Foto
Fotolia.com

www.ingramcontent.com/pod-product-compliance
Lightning Source LLC
Chambersburg PA
CBHW070611290526
45790CB00002B/868